DE LA SANTÉ

ET

DU BONHEUR

PETIT CADEAU A DES AMIS.

PAR J.-N. BIDAUT.

> Evitons la maladie par la prudence,
> et l'ennui, le chagrin, la misère,
> par des occupations utiles à nous
> et aux autres.

PARIS
CHEZ DENTU, LIBRAIRE,
Palais-Royal.

1858.

DE LA SANTÉ

ET

DU BONHEUR

PETIT CADEAU A DES AMIS.

PAR J.-N. BIDAUT.

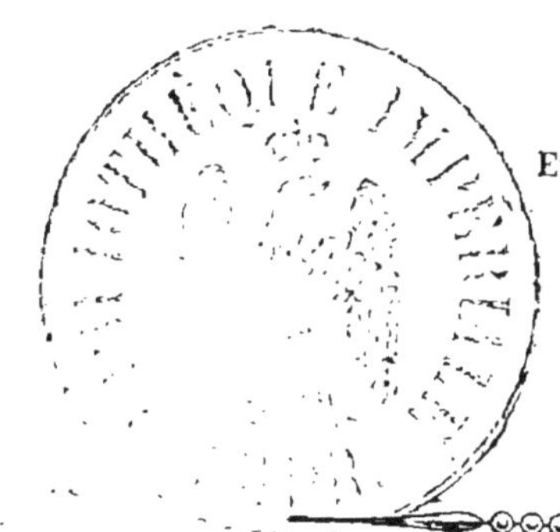

Evitons la maladie par la prudence, et l'ennui, le chagrin, la misère, par des occupations utiles à nous et aux autres.

PARIS
CHEZ DENTU, LIBRAIRE,
Palais-Royal.

1858.

PRÉFACE.

Tout a été dit depuis longtemps et sans succès sur les moyens de conserver sa santé et d'assurer son bonheur, autant qu'il est possible, à notre pauvre espèce imprudente, paresseuse et plaintive.

Cependant on traite encore tous les jours et fort inutilement ce sujet épuisé; on fait d'excellents ouvrages que l'Académie couronne, mais qui restent chez les éditeurs faute de personnes disposées à les acheter à cause de leur prix, et à les lire à cause de leur étendue.

Le *Simon de Nantua* de M. de Jussieu et bien d'autres sont dans ce cas; ils pourrissent dans le magasin, au lieu de porter partout, comme cela devrait être, dans les écoles et dans les familles les utiles préceptes qu'ils contiennent.

Cela est triste, cela est décourageant; et pourtant je présente aux mécontents de leur sort et dans l'espoir de leur être utile, ce petit livre, rédigé pour un jeune homme et pour une jeune personne privés de leurs pa-parents avant leur entrée dans le monde.

Ajouter cet écrit à tant d'autres, c'est de la témérité

ou pis encore ; car il ne contient rien de neuf; c'es du rabâchage tout pur : seulement il est court et n'e. nuiera pas longtemps; il est peu cher et ne fera pa beaucoup regretter son prix. Il n'a pas d'autres titre à la bienveillance des lecteurs. J'ai pensé qu'ils lui su firaient; puissé-je ne m'être pas trompé et contribue au soulagement de quelques affligés.

DE LA SANTÉ

ET DE SA CONSERVATION.

CAUSES DES MALADIES.

L'admirable conformation de tous les êtres créés par l'Eternel assure leur existence et leur reproduction; mais elle comporte aussi le principe de leur destruction : tout ce qui naît doit souffrir et mourir; telle a été la volonté suprême.

Soumis à cette loi générale, les individus de l'espèce humaine, moins raisonnables que ceux des autres espèces, ne se contentent pas comme eux des causes naturelles de leurs souffrances et de leur mort; ils y en ajoutent sans cesse de nouvelles : des guerres entre les peuples, des combats et des meurtres entre les particuliers, des voyages aventureux sur terre et sur mer, des travaux dangereux de tous genres, enfin une alimentation et une habitation presque toujours malsaines, détruisent leur santé et abrégent leur vie.

Et pourtant, assez de maux inévitables menacent sans cesse leur existence!... ils apportent en naissant les germes de plusieurs maladies graves; les variations brusques de la température leur sont funestes; les émanations terrestres et les fléaux atmosphériques en détruisent périodiquement un très-grand nombre; enfin la machine humaine est si fragile, que le moindre choc en déchire ou en brise bien souvent des parties notables.

Voilà sans doute des motifs suffisants pour engager les humains à ne pas augmenter eux-mêmes les causes de leurs maux!...

On doit le croire du moins; car quand ils souffrent, ils se plaignent, ils gémissent, ils déplorent leur sort : ils disent et répètent que la santé est le premier des biens; que tous les autres ne sont rien sans celui-là; qu'on doit le ménager, etc., etc.

Voilà ce que disent ces justes appréciateurs de la santé quand ils en sont privés.

Nous allons examiner comment ils se conduisent quand ils ont le bonheur de la posséder, et s'ils ne font pas exactement ce qui convient non seulement pour la perdre, mais encore pour en priver leurs enfants dès leur entrée dans la vie.

Abstraction faite des maux naturels auxquels le corps humain ne peut se soustraire, que lui faut-il pour fournir sa carrière sans souffrir par la faute de ses auteurs ou par la sienne?

Il lui faut :

1° *Etre né de parents sains, robustes et de tempéraments assortis pour la procréation.*

Telle est la première condition, la base fondamentale de la santé à l'entrée dans la vie. Or, combien naît-il d'enfant (dans les villes surtout) dans d'aussi bonnes conditions? Un sur trois, peut-être!... car on ne s'occupe presque jamais de cela lors des unions. Les convenances d'âge, de santé, de tempérament, de goût, de caractère, d'éducation, etc., si nécessaires cependant entre jeunes époux, n'entrent souvent pour rien dans les déterminations du mariage, de cet acte grave et irrévocable...

C'est ainsi que dans ce temps, où l'on prend partout les plus sages mesures pour obtenir les plus belles et les meilleures espèces de chevaux, de chiens, de bœufs, de moutons, de volailles, de lapins, etc., les deux tiers des enfants de l'espèce humaine naissent malsains, chétifs, et restent petits, faibles, maladifs, malheureux et méchants, parce qu'ils souffrent pendant toute leur vie, et cela par la faute de leurs parents.

2° *Avoir été nourri de bon lait d'abord, et ensuite d'aliments sains appropriés à l'âge et au tempérament.*

Voilà ce qu'il faudrait aux enfants venus au monde bien portants. Voyons ce qui se fait habituellement.

Dans les villes populeuses, où le travail, les affaires, les plaisirs occupent et fatiguent beaucoup les femmes, la plupart des mères ne nourrissent point leurs enfants : elles les placent à bas prix dans des campagnes éloignées, chez d'autres mères pauvres, mal nourries, épuisées par les rudes travaux de la terre, dont la santé est rarement bonne, dont le lait, sans identité avec celui de la mère, est ou devient nuisible aux petits êtres qu'on leur confie si imprudemment, et qu'elles rapportent presque tous malingres pour toujours.

Et remarquez que toutes ces femmes, qui livrent ainsi le sort de leur progéniture, des gages de leur amour, des fruits de leurs entrailles, à des nourrices mercenaires, se prétendent très-bonnes mères et ferventes adoratrices de la mère du Sauveur, dont elles se dispensent, dont elles dédaignent d'imiter le dévouement et la tendresse maternelle...

Quand les enfants reviennent bien portants chez leurs parents, ceux-ci, au lieu de leur continuer la nourriture simple à laquelle leur estomac est accoutumé, leur donnent les aliments dont ils usent eux-mêmes, sans avoir égard à la différence des âges et surtout des moyens de mastication et de digestion; on leur donne, on leur fait avaler toutes sortes de viandes et de pâtisseries, très-difficiles, pour eux, à digérer... Puis on leur fait boire du vin, du café, des liqueurs, pour les fortifier, dit-on!... et l'on arrête ainsi leur croissance, on énerve leur tempérament, on les tue, ou l'on ruine pour toujours leur santé.

3° *Avoir été habituellement modéré dans son alimentation et dans l'emploi de ses forces, surtout pendant l'adolescence.*

L'inobservation de ces règles produit l'apoplexie ou l'épuisement : on le sait, et pourtant on se laisse aller à absorber une masse et une variété d'aliments et de boissons supérieure à celle que l'estomac peut digérer; on se livre à un emploi excessif des forces du corps par imitation, par amour-propre, par ignorance des risques que l'on court; et l'on gémit ensuite de ces imprudences qui ont énervé pour toujours, quand elles n'ont pas tué.

Beaucoup d'alolescents succombent ainsi, entraînés par la fougue de leur âge, ou faute d'avoir été suffisamment avertis, instruits, surveillés par leurs parents : un grand nombre de jeunes filles, surtout, sont victimes de la négligence de leur mère à l'époque où elles éprouvent de nouvelles sensations physiques et morales.

4° *Avoir toujours assez bien mâché ses aliments pour les saturer des sucs salivaires.*

Le défaut de mastication est la cause des maux habituels de l'estomac; on les éviterait en broyant bien ses aliments, car la nature a pourvu la bouche des sucs indispensables à la bonne digestion.

Mais on veut manger vite... On avale sans mâcher; on souffre, on se plaint, on continue cependant, et l'on ruine ainsi sa santé. Les gastrites, la céphalalgie n'ont souvent pas d'autre cause.

5° *N'avoir point contracté l'habitude des liqueurs fortes.*

Il ne peut y avoir de santé pour ceux qui usent habituellement des liqueurs spiritueuses à jeun. Elles rétrécissent et durcissent l'estomac, l'empêchent de digérer les aliments et attaquent ainsi le principe de la vie.

Les preuves abondent, et pourtant combien de personnes détruisent leur santé par cette habitude déplorable!...

Les liqueurs ne peuvent être prises sans danger, même en petite quantité, qu'à la suite de repas où l'on a mangé plus que de coutume.

6° *S'être soigneusement tenu le corps libre.*

La constipation, prolongée pendant plusieurs jours, cause quelquefois l'apoplexie, qui est mortelle; souvent l'inflammation des intestins ou du canal digestif, très-difficile à guérir; toujours elle aigrit l'humeur, rend acariâtre, mécontent de soi et des autres, porte au suicide et même au meurtre.

Il faut donc la combattre par les laxatifs que l'on aura reconnus efficaces, selon son tempérament, pour conserver sa santé et pour assurer la douceur de ses relations sociales.

7° *Avoir pu prendre habituellement assez d'exercice en plein air, pour combattre l'énervation qui résulte de la stagnation du corps dans un même lieu et surtout dans une même attitude.*

Combien de personnes sont privées par leurs professions de ce moyen de bien-être si essentiel, et deviennent infirmes avant l'âge!

8° *Avoir toujours entretenu la propreté de son corps, de ses vêtements et de son habitation.*

La misère, l'insouciance, la paresse, un goût dépravé, une aberration mystique même, font négliger ces soins par un assez grand nombre de personnes; cependant les ablutions journalières, le changement de linge au moins une fois par semaine, le nettoyage habituel des vêtements et du logis, sont nécessaires pour remédier à la décomposition continuelle de la peau, pour faciliter la transpiration, pour purifier l'air vicié par la respiration, enfin pour s'opposer à la naissance des parasites, qui dévorent le corps humain quand on le leur abandonne.

Ces soins sont d'autant plus importants, qu'indépendamment des vermines visibles et connues, dont les atteintes sont si pénibles, la malpropreté engendre encore celles qui produisent la gale et la lèpre sur le corps, la teigne et la plique sur la tête; maladies aussi honteuses que pénibles et difficiles à guérir.

9° *N'avoir point séjourné longtemps dans des lieux humides ou renfermant des vapeurs délétères.*

Dans beaucoup de campagnes, le sol est marécageux; dans le plus grand nombre des maisons des villages et des villes, les rez-de-chaussée sont humides et malsains : au lieu d'être élevés de deux pieds au moins au-dessus du sol, beaucoup sont plus bas que la rue, contre toutes les convenances sanitaires; ils sont habités cependant!... Dans les quartiers populeux des villes, presque toutes les maisons, les plus belles même, ont des cours d'une extrême petitesse, privées d'air et de jour. Eh bien! c'est presque toujours dans les chambres dont les croisées s'ouvrent sur ces cours que l'on couche, que l'on fait coucher ses enfants; et, habituellement, les lits sont appuyés contre les murailles, dont ils soutirent l'humidité!... De là, les affreuses douleurs de rhumatismes, les paralysies, les cécités, etc.

Dans les ateliers, on entasse les ouvriers dans de si petits espaces que l'air y est vicié au point de faire naître chez eux le scorbut, le scrofule, le rachétisme.

Cela est grave, cela est évident et connu de tout le monde; mais la misère, l'imprudence ou l'appât du gain que présentent l'industrie et le commerce, empêchent beaucoup de personnes de se loger plus sainement, ou leur fait mépriser le danger.

10° *N'avoir point eu de contact corporel avec des personnes atteintes de maladies contagieuses, et ne s'être point servi de linge ou de vêtements infestés de miasmes dangereux.*

Ceci est d'une bien grande importance, car les maladies qui se contractent ainsi ne se guérissent jamais complétement, quoi qu'en disent les charlatans qui soutiennent le contraire; elles s'infiltrent dans les principaux organes, les corrodent, les détruisent et mènent à une fin prématurée. Heureux ceux qui ne les ont point transmises à d'autres!

Cependant, chose affreuse! dans notre état social actuel, il est très-difficile d'échapper à ces dangers quand l'âge des passions, des intimités, des voyages, etc., met en contact avec toutes sortes de personnes et mène dans des gîtes variés.

De là des souffrances, des regrets et des chagrins sans fin!.....

11° *Avoir pu se garantir des suppressions brusques de la sueur et des autres excrétions naturelles.*

Les refroidissements brusques causent quelquefois la mort et toujours des maux graves. Cependant, quand on sue abondamment, on boit le plus frais possible, on se déshabille dans un lièu froid, ou on y reste avec ses vêtements imbibés de sueur; souvent on se met dans un lit glacé ou humide en arrivant d'un repas qui a surexcité la chaleur du sang. Il en est de même des bals, qui généralement finissent au milieu de la nuit, et dont on sort en transpiration; le froid saisit, et cause souvent une pleurésie, une fluxion de poitrine, une pulmonie qui emporte en peu de jours. Combien de jeunes personnes sont victimes des bals chaque hiver!.... On a vu cent fois ces funestes résultats de l'imprudence, et pourtant toujours on s'y expose.

12° *N'avoir point contracté d'habitudes nuisibles à la santé.*

Il y en a plusieurs de cette espèce, telles que celle de se faire saigner ou de se purger périodiquement plusieurs fois par an, sans l'ordre du médecin; celle de boire à jeun du vin blanc ou de la liqueur tous les matins, et du café plusieurs fois par jour; celle de priser ou de fumer du tabac outre mesure, dont l'une affaiblit le cerveau et l'autre épuise la poitrine et dégrade ainsi le physique et le moral: personne ne l'ignore, et pourtant on s'y livre avec frénésie; on ruine sa santé, on diminue ses ressources de tout genre, et cela pour satisfaire un besoin factice, pour se procurer imprudemment un plaisir éphémère suivi de longs regrets.

Comme on vient de le voir, les maux naturels ne font point une impression assez vive sur l'esprit pour déterminer à se conduire sagement, et à n'en point ajouter d'autres à ceux-là; on rend les enfants malades par indifférence pour eux ou par irréflexion; on se rend malade, soi-même, par imprudence, par bravade, par gourmandise, etc., etc.; après cela, on veut être promptement guéri, car on sent alors le prix de la santé.

Mais, que fait-on pour obtenir ce résultat tant désiré?.....

On envoie chercher un médecin que l'on ne connaît pas, qui ne vous a jamais vu, qui n'a aucune notion sur la cause de la maladie que l'on veut qu'il guérisse. Or, n'étant pas sorcier, il la traite à l'aventure, suivant la mode du jour. S'il manque de conscience, il exploite le riche avec l'aide du pharmacien, il expérimente sur le pauvre, pour son instruction, et l'on ne guérit que si la nature est plus forte que le traitement prescrit.

Le plus souvent, fatigué de souffrir, on devient crédule, on s'adresse à des charlatans qui disent posséder des spécifiques pour tous les maux : on achète leur drogue, on l'avale, et presque toujours, on augmente son mal au lieu de le guérir. On se plaint au vendeur de panacée; il répond qu'il faut doubler, tripler, quadrupler la dose; on le croit!.... et on lui donne son argent et sa santé.....

Cependant l'expérience prouve qu'il n'y a point de remède universel, et qu'il faut se méfier de ceux qui prétendent en posséder de tels.

L'expérience apprend aussi que la saignée, l'émétique, la thériaque, les purgatifs, les sangsues, la médecine Leroy, celle de Raspail, l'eau froide, l'homœopathie, le galvanisme, l'iode, l'huile de foie de morue, etc., ont eu la vogue tour à tour, et que, si ces remèdes ont réussi dans certains cas, ils ont aussi fait beaucoup de victimes lorsqu'ils ont été appliqués mal à propos.

L'expérience prouve enfin que, sauf les cas accidentels et ceux de fléaux naturels, il suffit d'obéir aux lois de l'hygiène pour jouir de la santé, ou pour la recouvrer quand on l'a perdue.

Conformons-nous-y donc, si nous ne voulons plus être accusés justement d'inconséquence sous ce rapport, comme nous le sommes sous tant d'autres....

MOYENS D'ÉVITER LES MALADIES.

Pères et mères qui aimez vos enfants, ne les mariez pas sans vous être bien assurés de la conduite antérieure, de la santé et de la moralité de ceux auxquels vous vous proposez de les unir *pour toute leur vie*, car cela est très-grave.

Jeunes femmes, préparez-vous à la sainte mission que Dieu vous a donnée ; évitez les excès et les imprudences qui détruiraient votre santé, usez d'aliments simples et fortifiez votre corps par l'exercice.

Devenues mères, à moins de position tout à fait exceptionnelle, nourrissez vous-mêmes vos enfants; Dieu a donné aux femelles de tous les mammifères les organes nécessaires pour remplir ce devoir. Toutes se conforment à cette volonté suprême; voudrez-vous seules lui désobéir sans de graves motifs?...

Après leur allaitement, rappelez-vous que leur estomac n'a pas la force du vôtre, que les viandes, les pâtisseries grasses, le vin pur, le café, les liqueurs leur sont nuisibles, et qu'ils ne peuvent user de ces choses sans danger avant l'âge de dix à douze ans.

Jeunes époux, n'oubliez jamais qu'il ne suffit pas de donner la vie à de nouveaux êtres, qu'il faut encore leur donner une bonne santé par une nourriture simple, saine, suffisante, afin qu'ils soient plus tard, et à leur tour, en état de tenir leur place dans le monde et d'y transmettre votre souvenir avec honneur.

Abstenez-vous vous-mêmes des aliments dangereux; la charcuterie, toutes les pâtisseries grasses, les champignons, etc., sont indigestes et peuvent faire beaucoup de mal; on en a des preuves tous les jours. Les aliments gâtés empoisonnent. L'excès du vin et des liqueurs abrutit, paralyse ou tue.

Le phénomène de l'alimentation humaine peut être comparé à celui qui se produit par la combustion de l'huile dans une lampe. Sa mèche est l'estomac, l'huile est la nourriture, la lumière produite est la vie.

Si la lampe est mal faite et la mèche mauvaise, elles fonctionnent mal; c'est la maladie organique, c'est l'infirmité, c'est la souffrance habituelle.

Si l'huile manque, la mèche se consume, fume, se noircit, la lumière s'éteint ; c'est l'inanition, c'est la mort. Si elle est trop abondante, la lumière est faible, elle a peu d'étendue ; c'est l'engorgement, la paralysie, fruits de la gourmandise et de l'intempérance.

Si l'huile est impure, la lumière est sombre, inégale, pétillante ; c'est la maladie sous des formes variées.

Quand on a le bonheur d'être bien constitué, il faut encore, pour se bien porter, ne se nourrir que d'aliments faciles à digérer ; les plus simples sont les plus convenables ; il faut en prendre suffisamment, suivant sa complexion, mais jamais trop, ni de trop lourds, ni de trop excitants, sans quoi point de santé possible. La médecine est impuissante contre la déraison.

L'usage continuel de la viande aigrit les humeurs : variez donc vos aliments : mangez des végétaux et des poissons pour ménager votre santé, si ce n'est pas pour obéir au commandement de l'Eglise (1).

Eloignez vos enfants, éloignez-vous des ateliers, des salles de réunion dont l'air est vicié par les lampes, par le charbon, par le trop grand nombre de personnes, par les vapeurs métalliques, etc. Si vous

(1) Les trois quarts des habitants de la terre ne mangent point de viande et vivent de riz ; ils se portent bien cependant !... Les Arabes, si courageux, si braves, ne mangent presque pas autre chose.

Les habitants de nos campagnes vivent, suivant les provinces, soit de pain de seigle et d'orge, trempé de lait caillé, soit de bouillie et de crêpes de sarrasin, de maïs, de châtaigne ou de millet ; soit enfin de pommes de terre. Ils ne mangent de la viande que les jours de fête ; cependant ils sont généralement grands et forts ; ils fournissent de robustes soldats à nos armées, et leurs filles sont belles, grandes, fortes, fraîches, bien portantes enfin.

ne pouvez vous dispenser d'y séjourner, reprenez du moins de l'air plusieurs fois par jour, surtout avant de vous coucher.

Tenez propre votre corps, vos habits, votre logement, les vases qui servent à la préparation de vos aliments, etc.

Apportez tous vos soins à préserver vos enfants et à vous garantir vous-mêmes des maladies qui se communiquent par le contact corporel.

Ne couchez jamais, ne laissez jamais coucher vos enfants sur la terre, même dans les temps secs : tout tendant, dans la nature, à se mettre en équilibre, la fraîcheur du sol absorberait la chaleur de votre corps et vous causerait de longues et cruelles souffrances.

Ne vous logez jamais dans les maisons à peine achevées, surtout dans leur rez-de-chaussée; les émanations du plâtre vous rendraient malades.

Ne mettez jamais coucher vos enfants et ne couchez jamais vous-mêmes dans des lieux humides, ni dans ceux dont l'air impur vient d'une cour étroite privée de soleil.

Renouvelez, plusieurs fois par jour, l'air de votre logement.

Ne gardez point, pendant la nuit, des fleurs ni des plantes dans votre chambre à coucher; elles absorbent l'air vital, leurs émanations sont dangereuses, elles énervent et peuvent asphyxier.

Redoutez surtout, pour vos enfants et pour vous, la répercussion de la sueur. Quand on transpire abondamment, il faut, lorsqu'on ne peut changer de linge et se vêtir chaudement ensuite, se chauffer ou se couvrir suffisamment pour atténuer la sueur, au lieu de la laisser refroidir.

Dans les temps chauds, ne restez, ne laissez pas vos enfants longtemps en repos après le coucher du soleil, dans les bois, sur les bords des cours d'eaux, même dans les jardins arrosés le soir : l'humidité qui se manifeste alors suffit pour causer de grands maux, des fièvres tenaces, des rhumatismes articulaires, et même des perclusions totales, surtout si l'on arrive en sueur dans ces lieux.

Quand vous transpirez en été, n'entrez point, ne séjournez pas surtout dans les caves, dans les grands édifices, ni même dans les églises fermés habituellement, vous y prendriez une cause de maladie mortelle plus ou moins longue.

N'abusez pas des forces de votre estomac, ni de celle de vos muscles; les excès de ce ce genre laissent de longs regrets.

Réglez, autant que possible, l'heure de vos repas et la quantité de vos aliments; usez peu de liqueurs, elles sont toutes nuisibles.

Pour calmer la soif, ne buvez ni beaucoup ni très-froid, cela est dangereux; mais gardez, agitez dans votre bouche et avalez lentement le liquide.

Quelle que soit votre profession, sortez tous les jours de chez vous, prenez au dehors autant d'exercice que vous le pourrez sans trop de fatigue : l'exercice en plein air détend les muscles, repose l'esprit et soulage les affections pénibles.

Dans les temps froids ou humides, ne sortez pas à jeun le matin : mangez un peu, ne fût-ce que du pain, mais ne buvez jamais à jeun de liqueurs ni de vin blanc, cela vous nuirait.

Jeunes filles et jeunes femmes, ne serrez aucune partie de votre corps si vous voulez vous bien porter : les ligatures, les compressions empêchent la circulation du sang et produisent des maux cruels que l'on attribue souvent à d'autres causes.

Garantissez vos pieds du froid et de l'humidité; évitez-leur surtout les transitions du chaud au froid; chaussez-vous solidement dans les temps humides, cela est d'une grande importance pour votre santé.

Servez-vous de vos dents, puisque Dieu vous en a donné; triturez vos aliments, saturez-les des sucs salivaires et vous digérerez facilement.

Défendez-vous tous soigneusement des habitudes désavouées par la raison; elles sont presque toutes attrayantes, mais nuisibles à la santé du corps et de l'esprit, indépendamment des dépenses ou des pertes de temps qu'elles occasionnent.

Enfin étudiez, mes amis, suivez tous les lois de l'hygiène, car en vous y conformant, en évitant de vous rendre malades vous-mêmes, il vous restera encore assez de maux accidentels à subir pour vous forcer souvent à réclamer les conseils d'un médecin.

Cherchez donc avec soin un médecin instruit et probe. Il n'est pas nécessaire d'être riche pour cela; les bons médecins ne refusent jamais leurs soins aux honnêtes gens pauvres; quand vous l'aurez trouvé, accordez-lui toute votre confiance pour qu'il vous connaisse bien et puisse vous donner de bons avis contre les maux que vous ressentirez. Fiez-vous à lui seul, ne vous adressez jamais à d'autres; les changements de médecin sont presque toujours préjudiciables aux malades. Si vous en changez, du moins n'en ayez jamais qu'un; vous seriez victimes de la divergence des opinions de plusieurs.

Comme on vient de le voir, cet écrit n'est ni un traité d'hygiène ni un livre de médecine, il a seulement pour objet d'appeler l'attention des chefs de famille sur les moyens d'éviter, à eux et à leurs enfants, les maux résultant de l'ignorance et surtout de l'imprudence qui font, tous les jours, de si nombreuses victimes dans notre pays.

Puisque nous ne pratiquons presque pas les exercices gymnastiques en usage chez les anciens, ni les bains alternativement chauds et froids des Russes modernes; puisque ces moyens de résistance aux fatigues et aux intempéries nous manquent, il semble que les autres précautions qu'exige la conservation de la santé devraient être enseignées dans toutes les écoles, surtout dans celles des filles, dont la santé est plus facilement altérée.

Cet enseignement élémentaire éviterait beaucoup de maux à la jeunesse, et aux parents des dépenses, des fatigues, des chagrins, et souvent des regrets cruels.

ESSAI SUR LE BONHEUR.

CONDITIONS GÉNÉRALES.

Le mal abonde sur la terre : les souffrances physiques, les peines morales, la misère, les infirmités, l'ennui, etc., nous accablent tour à tour, et pourtant le bonheur, cet objet des vœux des humains, n'est point une chimère; il y en a pour tous les âges et pour toutes les positions, puisqu'il résulte, pour chacun, de la satisfaction plus ou moins durable et même instantanée, des besoins ou des désirs; mais il est fugitif comme nos pensées et nos sensations. Très-peu de personnes en jouissent longtemps, parce que les désirs satisfaits sont presque toujours suivis de désirs différents, difficiles et même impossibles à satisfaire pour la plupart des individus.

C'est à procurer, à faire apprécier et à fixer le bonheur, autant que possible, que nous allons travailler.

Une conscience tranquille, une bonne santé, une aisance relative, un emploi utile ou agréable du temps, la modération des désirs, la patience pour les maux du corps et le courage pour les peines de l'esprit le constituent.

En d'autres termes : pour n'être point mécontent de sa situation, pour être heureux, pour jouir sur cette terre du bonheur possible en société, il faut :

1° Obéir aux dix Commandements de Dieu, bases de la morale chez tous les peuples civilisés.

En y conformant sa conduite, ou du moins en réparant le mal que l'on aura fait, on jouira du repos de la conscience, le premier des biens.

2° Se bien porter.

La connaissance et l'observation des lois de l'hygiène préserveront de beaucoup de maux.

3° Avoir de quoi vivre selon son rang et pouvoir secourir quelques malheureux.

Pour cela il faut : si l'on est riche, administrer sagement son bien; si l'on est pauvre, se procurer l'aisance par le travail et l'économie.

C'est l'ordre et le travail qui font naître l'aisance.

4° Posséder des connaissances utiles et des talents agréables pour soi et pour les autres.

Ce résultat s'obtient en consacrant une partie de ses loisirs à l'étude.

Plus on sait, plus on est utile et plus la vie est douce.

5° Quel que soit l'état de fortune, il faut pouvoir et vouloir se livrer habituellement à un travail de son choix, soit manuel, soit intellectuel, à l'un et à l'autre alternativement s'il est possible; rien n'est plus favorable au bon état du corps et de l'esprit.

L'homme le plus heureux, c'est le plus occupé.

6° Savoir éviter les querelles en fuyant les gens

acariâtres afin de n'avoir point d'ennemis, ou du moins se conduire de manière à n'en point avoir.

Le plus petit, souvent, suffit pour nous détruire.

7° Avoir un ou deux amis pour prendre leurs avis sur les choses importantes que l'on veut faire.

Les yeux de l'amitié se trompent rarement.

8° Fréquenter quelques personnes gaies et de bonnes mœurs, de sa condition; au-dessus, s'il est possible, jamais au-dessous en moralité.

Les méchants sont toujours fort dangereux à voir.

9° Etre uni à une personne estimable pour laquelle on éprouve une affection tendre et durable, à laquelle on accorde toute sa confiance, et qui paie de retour.

Il faut être au moins deux pour goûter le bonheur.

10° Enfin, il faut pouvoir résister aux grandes afflictions.

Dans les maladies, dans les revers de fortune, leur opposer le courage et le calme de l'esprit, afin de les atténuer autant que possible, si l'on ne peut les vaincre.

Dans les pertes douloureuses de ceux que l'on aimait, laisser couler les larmes qui soulagent puissamment le cœur; puis prier l'Eternel avec ferveur pour ceux que l'on regrette, et mettre toute sa confiance en sa bonté infinie.

Il est sans doute très-difficile de réunir et de posséder longtemps tous ces éléments du bien-être; mais à leur défaut on peut reconnaître qu'il n'y a point de bonheur absolu; qu'aucune situation sociale n'est exempte de soucis; que les privations de la pauvreté et de l'obscurité sont souvent moins pénibles que les angoisses habituellement éprouvées par les possesseurs, si enviés, des honneurs et des richesses.

On peut aussi se comparer à ceux qui souffrent plus que soi, qui sont moins pourvus du nécessaîre, qui ont des ennemis plus dangereux et point d'amis; à ceux qui sont hors d'état de s'occuper, soit par incapacité, soit par infirmités; à ceux dont le cœur est blessé plus profondément par l'indignité d'un parent, d'un ami ou d'une compagne. Enfin, penser à tous les maux dont on est exempt et remercier Dieu d'en être préservé.

Ce recours à la religion et à la philosophie est surtout utile aux malades imaginaires, aux mélancoliques par tempérament, aux jaloux, aux envieux, aux ambitieux, etc., dont le nombre est malheureusement considérable.

Elles seules peuvent adoucir les peines de ceux à qui leur organisation inspire des craintes, des haines, ou des désirs qui les tourmentent sans cesse.

Elles seules peuvent leur faire supporter sans chagrin le bonheur d'autrui, et même les convaincre que, pour être heureux, il faut, non seulement jouir du bien-être des autres, mais encore y contribuer.

> Aimez-vous, secourez-vous les uns les autres,

A dit Jésus.

Là est la véritable source du bonheur sur terre.

> Les humains sont trop faibles pour vivre sans secours.

Et, comme le dit La Fontaine :

> Il se faut entr'aider, c'est la loi de nature.
> On a souvent besoin d'un plus petit que soi.

DES PRINCIPAUX ÉLÉMENTS DU BONHEUR.

DE LA CONSCIENCE.

Dieu a donné ses Commandements à l'espèce humaine pour sa conservation, et la conscience pour l'assurer dans la voie du bien.

Pour accomplir sa mission, la conscience dit à l'homme :

« Pour être en paix avec toi-même, il faut n'avoir pas fait ce que Dieu défend, ou avoir réparé tes fautes. Le repentir ne suffit pas. Ne commets donc point de fautes irréparables ou de non pardonnables par l'offensé, car le criminel est toujours poursuivi par la crainte du supplice qu'il a mérité et qu'il subira dans cette vie ou dans l'autre. »

La conscience résume ainsi la loi divine :

Ne fais pas à autrui ce que tu ne voudrais pas qu'il te fît.

Elle résume ainsi les paroles du Christ :

Fais aux autres ce que tu voudrais qu'ils te fissent.

C'est en se conformant à ces deux préceptes que l'on est en paix avec Dieu, avec le prochain et avec soi-même.

DE LA SANTÉ.

Nous avons traité ce sujet dans la première partie de cet ouvrage, nous n'avons donc qu'à rappeler à nos lecteurs que, pour jouir de la santé aussi complétement que le permettent notre organisation physique et nos habitudes sociales, il faut absolument étudier de bonne heure les lois de l'hygiène et s'y conformer; car il n'y a pas de santé possible pour ceux qui ignorent ou qui bravent les conseils de la science fondés sur l'expérience de tous les temps.

La modération dans l'alimentation et dans l'emploi des forces, la salubrité des logis, la propreté corporelle, l'exercice journalier des membres et de l'intelligence, le soin d'éviter la suppression de la sueur et des autres excrétions, telles sont, en abrégé, les moyens de conserver sa santé; l'obéissance absolue aux conseils d'un médecin éclairé et probe, à qui on s'est fait bien connaître, tel est le moyen de la recouvrer quand on l'a perdue.

DE L'AISANCE.

On est à l'aise, et même riche, lorsqu'on dépense moins que son revenu en pourvoyant à ses besoins, ce revenu ne fût-il que de vingt sous par jour.

On est pauvre dès que la dépense excède le revenu, fut-il de cent mille francs par an.

C'est donc en réglant sa dépense sur un peu moins que son avoir, que l'on est à l'aise, riche même et que l'on peut secourir ceux qui manquent du nécessaire.

Pour cela il faut établir son budget tous les ans, écrire sa dépense tous les soirs et la balancer tous les mois avec son revenu. Ce petit travail habituel est le meilleur obstacle à opposer aux entraînements spontanés qui causent si souvent de longs regrets.

L'aisance que l'on peut le mieux apprécier est celle que l'on doit à son travail, à l'ordre et à l'économie que l'on a mis dans ses dépenses en n'en faisant jamais de superflues qu'après avoir satisfait aux indispensables.

Tout le monde n'est pas de cet avis : il y a un bon nombre de gens qui font tout autrement ; ils paient le jeu, les cafés, les spectacles, les voitures, les marchands de tabac, etc., qui leur procurent des plaisirs ; mais ils ne paient pas le boulanger et le boucher qui les alimentent, le tailleur et le cordonnier qui les habillent, ni le propriétaire qui les garantit des intempéries, ni même la blanchisseuse qui les préserve des maladies honteuses de la malpropreté ; puis ils injurient et battent, quand ils le peuvent, les créanciers qui viennent demander leur dû. Cette singulière manière de s'acquitter ne réussit pas toujours... Souvent elle mène en prison et fait mourir à l'hôpital.

On évite cette conduite et ses tristes résultats en n'achetant ou en ne faisant faire que ce que l'on peut payer comptant. Il faut patienter, économiser, se priver même, avant de faire une dépense pour laquelle l'argent manque. Cela augmente l'ardeur pour le travail et assure la considération. L'ouvrier, le marchand, le propriétaire se félicitent de leurs relations avec ceux qui se conduisent ainsi, au besoin ils en rendent bon témoignage et les obligent même.

DE L'INSTRUCTION.

Parmi les connaissances utiles, outre celle de la morale religieuse, des éléments de la langue nationale, du calcul et du dessin que nul ne doit ignorer; celles qui servent à préserver sa vie et celle d'autrui dans les périls, comme la natation et la gymnastique; celles qui mettent à même de régir sagement son bien, si l'on est riche, ou de pourvoir à ses besoins et à ceux de sa famille par l'exercice d'une profession lucrative, si l'on est pauvre; celle des phénomènes naturels qui intéressent la conservation de la santé; celle des lois les plus utiles à connaître; enfin celle des principales langues étrangères qui facilite les relations avec tous les peuples, telles sont les connaissances les plus indispensables à posséder, et celles qui devraient être enseignées partout à la jeunesse des deux sexes.

Les connaissances les plus agréables sont :

Celle des langues anciennes, dont la possession place avantageusement dans le monde et procure pendant toute la vie de doux et innocents plaisirs.

L'art de lire et d'apprécier les chefs-d'œuvre littéraires, anciens et modernes, nationaux et étrangers; ils ornent l'esprit et calment ses peines en élevant les idées. Ils épurent aussi le goût et le préservent de l'influence des mauvais livres.

L'art du dessin, langage universel;

La musique, charme des loisirs;

Enfin, la danse, exercice salutaire quand il est pris

pendant le jour et en plein air, mais nuisible la nuit dans des lieux fermés.

Ces connaissances embellissent la vie de ceux qui peuvent se les procurer, car les plaisirs qu'elles donnent sont de tous les temps et de tous les lieux. Une bonne répartition du temps suffit pour les acquérir.

Mais il est d'une grande importance pour le bonheur de ne point leur donner tout son temps et de négliger pour elles les travaux qui assurent son existence et celle de sa famille.

On ne doit point sacrifier l'utile à l'agréable.

La littérature et les beaux-arts, qui adoucissent la vie, ne doivent point faire abandonner l'agriculture, l'industrie, le commerce ou les autres travaux qui procurent de quoi pourvoir à ses besoins.

DU CHOIX D'UNE PROFESSION.

Tous les êtres vivants travaillent, ou, ce qui est la même chose, se meuvent de différentes manières, pour se procurer ce qui est nécessaire à leur conservation. Les animaux et les sauvages cherchent leur nourriture, l'homme civilisé produit ou gagne la sienne par son travail.

En plaçant les premiers habitants de la terre dans un lieu pourvu de végétaux propres à les nourrir, Dieu leur a clairement indiqué qu'ils n'avaient pas besoin d'autres aliments et qu'il leur suffisait de multiplier ces végétaux par la culture à mesure qu'ils augmenteraient eux-mêmes en nombre. Il a donc imposé à l'espèce humaine l'obligation de cultiver la terre pour vivre de ses produits. Mais le temps, qui corrompt tout, a bientôt fait oublier la volonté manifeste du Créateur ; la terre n'a plus été la seule nourrice des humains; beaucoup d'entre eux ont mangé des animaux; beaucoup ont abandonné les champs et bâti des villes où ils ont vécu dans le repos et dans l'abondance, il est vrai, mais où ils ont été punis de l'oisiveté par l'ennui et l'énervation, et de l'intempérance par le dégoût et la maladie.

Cependant, malgré ces funestes résultats, la civilisation fait tous les jours de nouveaux progrès, et, en augmentant la facilité et l'agrément des relations sociales, elle a le grave inconvénient de déterminer un trop grand nombre d'individus à se réunir dans les villes, au risque d'y vivre avec beaucoup de peine, au lieu de se répandre sur la surface du pays pour le bien cultiver et y vivre à l'aise, comme les conditions sanitaires et morales du bonheur des familles l'exigent (1).

(1) Dans les campagnes, la vie matérielle coûte peu, des aliments simples, l'exercice et l'air balsamique des végétaux entretiennent la santé et donnent la vigueur du corps. Il n'en est pas de même dans les villes; tout y est cher : l'entassement dans de petits espaces et les travaux sédentaires énervent, altèrent la santé et abrègent la vie.

Cependant, par un faux calcul, beaucoup d'habitants des campagnes, séduits par les salaires reçus dans les villes, viennent y demeurer dans l'espoir d'y faire sinon leur fortune, du moins des économies. Un sur dix tout au plus atteint ce but ; les autres, déçus de leurs espérances, mais retenus par la honte, languissent, souffrent et meurent faute du courage nécessaire pour retourner dans leur village.

On ne fait pas attention que dans les villes les salaires sont pro-

Les habitants des villes ne produisant pas ce que la terre seule peut donner, c'est-à-dire l'aliment corporel, pour se le procurer, ils se font des professions dont le salaire les met, tant bien que mal, à même d'acheter aux producteurs des campagnes ce qui leur est indispensable pour vivre.

Ces professions sont très-variées.

Elles s'occupent des objets de première nécessité, qui font vivre les individus; de ceux de luxe ou d'agrément, qui embellissent la vie sociale, et des sciences, qui font le bien-être et la gloire des nations.

Les travaux qu'elles produisent sont manuels ou intellectuels. Un apprentissage de trois à cinq ans suffit aux premiers; des études longues, dispendieuses et pénibles doivent précéder les seconds.

Parmi les premiers, il y en a qui n'emploient guère que la force des muscles ou l'adresse des mains; les autres, tels que les arts, les sciences, les lettres, les beaux-arts, etc., émanent plus spécialement du cerveau, et usent du savoir, du jugement, de l'imagination, enfin de toutes les facultés accordées par le Créateur à l'espèce humaine. C'est pourquoi ils tiennent le premier rang entre tous, quoique leur utilité soit contestée par les philosophes moroses.

La fatigue que causent les premiers est apparente;

portionnés aux dépenses; que les économies y sont difficiles à cause du luxe qui y règne, que les infirmités y viennent plus vite et rendent le travail impossible, et mènent infailliblement à la misère ceux qui n'ont pas pu économiser pour leurs vieux jours.

Il est donc infiniment plus convenable de rester chez ses parents et de s'y utiliser le mieux possible, que de venir à la ville, où il n'y a pas d'ailleurs toujours de l'ouvrage pour tous ceux qui en viennent demander.

elle inspire la compassion, celle qui résulte des seconds, quoique très-réelle, ne se manifeste guère au dehors, et n'est pas même supposée par ceux qui ne l'éprouvent pas.

Pour toutes les professions, l'aptitude est indispensable ; elle se compose des dispositions physiques, des facultés intellectuelles et du goût spécial.

Malheureusement ces trois conditions de succès se trouvent rarement réunies chez ceux qui exercent les diverses professions en usage dans les villes, et beaucoup d'individus souffrent de ce manque d'aptitude auquel ils n'ont pas assez réfléchi à l'avance. Ainsi on en voit auxquels de rudes travaux ou de violents exercices seraient très-salutaires, s'engourdir, s'énerver, fixés sur un siége du matin au soir pendant toute l'année, tandis que d'autres manquant de force, de santé et ayant besoin de repos, taillent la pierre, fendent le bois, battent le fer et succombent à l'excès de la fatigue. Combien d'autres manquent de l'intelligence, du savoir ou du goût nécessaires pour réussir dans la carrière qu'ils ont embrassée et vivent misérablement comme les avocats sans poumons ou sans logique, les poètes, les musiciens, les peintres sans imagination ; les marchands sans ordre, sans économie, sans politesse, sans patience, etc., qui tous accusent fort injustement le sort de leur infortune !

Il faut donc consulter ses facultés physiques et intellectuelles avant d'adopter une profession, en donnant toujours la préférence à la plus utile, si l'on est pauvre, car celles de luxe ou d'agrément et même celles des sciences et des lettres ne font pas toujours ivre ceux qui les exercent; et si, après quelque emps de pratique, on reconnaît que l'on s'est 'ompé, il faut, sans toutefois céder à l'inconstance, n chercher une autre plus appropriée à ses moyens; a santé, l'intérêt, la raison enfin, l'exigent.

Mais quelle que soit la profession que l'on a choisie t que l'on exerce après un mûr examen, il faut de a persévérance pour y réussir, il faut ne pas se laiser décourager par les premiers obstacles, et surtout e pas prétendre y trouver une satisfaction comlète, nul état ne la procure (1).

Le prêtre, le magistrat, l'homme de lettres, l'avo-

(1) Toutes les professions ont été illustrées par des hommes que es jeunes gens pourraient prendre pour modèles. Tous ont eu à aincre de grandes difficultés; tous se sont élevés par le bon emloi de leur temps, par leur constance, par leurs talents, par le oble usage de leur fortune.

Sans parler des magistrats, des orateurs, des écrivains, des aristes célèbres, dont on peut suivre les traces, combien l'industrie e présente-t-elle pas d'hommes à imiter par les jeunes gens qui mbrassent cette carrière!

Franklin, Richard-Lenoir, Oberkampf, Bréguet, Denières, Charières, Cavé, etc., sont des preuves incontestables du succès que 'on peut obtenir par le travail et la bonne conduite, car tous ont été d'abord simples ouvriers, et n'ont eu pour premiers noyens que leurs économies. Il est vrai qu'ils ne perdaient ni eur temps ni le courage : quand un travail leur manquait, ils en aisaient un autre pour gagner leur vie. Ils travaillaient aussi ou étudiaient pendant les longues soirées de l'hiver, ou le matin avant la journée, dans les grands jours d'été. C'est ainsi qu'ils sont arrivés au bien-être et à la considération. C'est ainsi qu'y arriveront tous ceux qui voudront les imiter.

Cette adoption volontaire d'un modèle par les jeunes gens, les soutiendrait et contribuerait bien certainement à assurer leur succès.

cat, le commis, etc., que l'on croit sans fatigues, ne travaillent pas de la même manière que le charron, le serrurier, le tailleur de pierres, etc. ; mais leur labeur, quoique différent, n'en est pas moins réel et pénible. Le propriétaire fait valoir son bien, ce qui est un travail plus rude qu'on ne croit, et sans lequel il ne pourrait pas vivre. Tous se fatiguent, souffrent et se plaignent : personne n'est content de son état, parce que chacun sent la peine et connaît les déboires du sien, tandis qu'il ignore les déplaisirs attachés par le sort à l'exercice des autres. L'organisation humaine ne permet à personne de jouir d'un bonheur parfait dans ce monde.

DE L'AMITIÉ.

Il faut aimer, c'est ce qui nous soutient.

« Il faut avoir un ami qu'en tout temps,
« Pour son bonheur, on écoute, on consulte,
« Qui puisse rendre à notre âme en tumulte
« Les maux moins vifs et les plaisirs plus grands.

Mais,

« Au choix de cet ami soyez lents et sévères ;
« Examinez longtemps, les erreurs sont amères.

Dans la jeunesse on sent vivement le besoin d'un ami, on le cherche avec ardeur, mais le discernement manque pour le bien choisir ; on se laisse prendre à de faux dehors : bientôt l'intérêt rompt des liens formés par le plaisir.

Une fois abusé, on devient méfiant et souvent injuste ; au lieu de travailler à faire un bon choix, on nie l'amitié, on se plaint des hommes : cela est plus facile et plus tôt fait.

L'amitié,

> Soutien dans les travaux, trésor dans l'indigence,

est une affection pure, douce, tendre, éclairée, qui naît de la confiance, de la franchise, de l'indulgence et qui se soutient par l'estime et la générosité.

Fille du ciel, placée sur la terre pour adoucir l'existence des mortels, l'amitié ne doit point être confondue avec le sentiment involontaire de prédilection et de tendresse que l'on éprouve souvent pour des êtres qui n'en sont pas dignes ou qui n'y répondent pas : presque toujours désapprouvé par la raison, ce sentiment peut lier toutes sortes d'individus, les scélérats même. L'amitié, inspirée par le cœur et guidée par la raison, n'unit jamais que les belles âmes.

Elle est rarement de longue durée entre deux personnes de même profession ou placées dans des situations semblables; l'amour-propre et l'intérêt s'y opposent.

DE LA SOCIÉTÉ ET DES RELATIONS AGRÉABLES.

Il faut avoir douce société

De gens instruits, savants sans suffisance, et savoir éviter les bavards, les menteurs, les envieux, etc. La solitude est préférable à la société de pareilles gens. Mais comme il est malheureusement incontestable que chacun apporte en naissant son tempérament et son caractère qui en est presque toujours le résultat, on peut avoir soi-même les défauts de ceux que l'on doit fuir pour être heureux. Dans ce cas fâcheux, l'hygiène peut modifier le tempérament et l'éducation réformer le caractère quand ils sont en opposition avec le bien-être des individus. Il faut donc de bonne heure étudier l'un et l'autre et travailler résolument à les modifier suivant les exigences sociales, car dans le monde le bonheur dépend presque toujours de la conduite que l'on tient soi-même avec les autres.

Il y a des concessions indispensables dans la société :

On ne doit pas exiger la perfection dans les autres, car nul n'est parfait dans ce monde. Chacun se croit raisonnable et sage suivant sa manière de voir, de sentir, de juger, sans tenir compte aux autres de la différence que l'âge, le degré d'instruction, la position sociale, etc., apportent nécessairement dans la manière d'apprécier les choses. De là les dissidences d'opinions, les querelles, etc. C'est la connaissance profonde de cette infirmité humaine qui a déterminé Boileau à écrire ses 4e et 8e satires, et qui a fait dire par un autre poète :

> Le monde est plein de fous, et qui n'en veut point voir,
> Doit s'enfermer chez soi et couvrir son miroir.

Or l'indulgence est un devoir avec ceux dont le cerveau est faible : elle l'est d'autant plus que l'on n'a pas toujours soi-même les idées parfaitement raisonnables. L'antiquité n'a compté que sept sages, et, suivant l'Ecriture, le Juste pèche au moins sept fois par jour. Il faut donc user d'indulgence avec ceux qui ont tort à notre égard, car il est certain que nous aurons besoin, tôt ou tard, qu'on en use envers nous.

N'imitons jamais surtout ceux que l'on voit souvent se quereller, se provoquer, se battre, se tuer, pour la défense d'une opinion presque toujours déraisonnable, et se créer ainsi des regrets quelquefois éternels.

Le respect pour les parents, les supérieurs, les vieillards ; l'aménité avec les égaux ; la douceur avec les inférieurs et les subordonnés ; l'exactitude à remplir ses obligations et ses engagements, surtout avec les marchands et les ouvriers, personnes qui ont toujours besoin de recevoir sans délai le prix de leurs fournitures ; enfin la bonne foi et la franchise avec tous ceux que l'on fréquente, rendent ordinairement les relations agréables. Une conduite différente peut amener des représailles et rendre la vie fort pénible. *Comme tu fais, l'on te fera,* dit le proverbe.

A l'égard des domestiques, si vous ne pouvez vous en passer, traitez-les de manière qu'ils puissent se croire mieux chez vous que partout ailleurs ; ils y resteront, ils s'attacheront a vous, à vos enfants, à vos intérêts et vous jouirez avec eux d'une sécurité complète quand vous serez forcé de leur confier le soin de votre maison,

---

DES OCCUPATIONS VARIÉES.

On dit que :

L'ennui naquit un jour de l'uniformité.

On peut ajouter que la fatigue et le dégoût son les tristes suites de la continuité d'une même occupation, fût-ce celle de se parer, de se promener, de chanter, etc.

Variété, c'est ma devise, disait le bonhomme. Hélas ! c'est très-certainement celle du genre humain tout entier : le sauvage s'asseoit sur le bord d'un fleuve pour y voir la succession des flots et des objets divers qu'ils entraînent.

Heureux celui qui peut varier ses occupations, ses travaux, ses plaisirs : il est chéri du ciel.

Et pourtant cette variété ne suffit pas : il faut encore que chacun de ses sujets plaise, qu'ils soient désirés, qu'ils conviennent à la santé, à l'esprit, à la position des personnes.

Ceux qui occupent à la fois l'esprit et le corps sont les plus convenables.

Après l'exercice de la profession que l'on a choisie, soit pour pourvoir à ses besoins, soit pour occuper ses loisirs, l'étude des sciences, de l'histoire naturelle surtout, et la pratique des arts d'imitation sont des occupations fécondes en plaisirs purs, sans risques, durables, peu coûteux et très-variés pour ceux qui peuvent s'y livrer.

Les exercices et les jeux actifs en plein air sont très-favorables à la santé, mais ils ne conviennent que pendant le jour. Les jeux assis conviennent particulièrement aux personnes âgées, surtout le soir; mais il ne faut pas les intéresser assez pour exciter les regrets et les querelles que font naître les pertes. Il est prudent de ne se mettre au jeu qu'après avoir, à l'avance, sacrifié ce que l'on peut perdre sans regret et sans humeur.

La lecture des bons ouvrages est utile et agréable à tous les âges, mais celle des romans, tant désirée de la jeunesse, est funeste jusqu'à un certain âge : avant quarante ans une personne sensée n'en devrait pas lire, parce qu'indépendamment du temps que l'on perd ainsi, au lieu de l'employer à augmenter ses ressources, les romans présentent généralement des personnages fictifs dont on est plus ou moins tenté d'adopter les idées et d'imiter les actions désordonnées, dont l'imitation, à l'entrée de la vie, mène souvent au ridicule et quelquefois au malheur.

Dans l'âge mûr et dans la vieillesse, au contraire, les romans peuvent procurer, sans risques, d'agréables distractions.

La conversation, ce besoin général des humains, est l'occupation habituelle des sociétés; elle en fait le charme quand elle est animée par la vivacité de l'esprit et la variété des sujets; l'histoire, la littérature, les beaux-arts, les inventions, la politique, la religion même, sont du domaine de la conversation, mais quelque sujet qu'on traite, l'aménité est de rigueur dans la discussion, car chacun croit avoir les connaissances nécessaires pour bien juger, et, comme on l'a dit, *l'amour-propre est un ballon d'où sort la tempête quand on y fait une piqûre*

On doit aussi ménager les absents si l'on veut être épargné soi-même; d'ailleurs,

Dénigrer un absent est un acte coupable.

En traitant du patriotisme et de la croyance religieuse, il faut toujours se rappeler ce précepte qui ésume tout l'Evangile,

Enfants du même Dieu, traitez-vous tous en frères.

DE LA MODÉRATION DES DÉSIRS.

La nature et l'état social nous assujettissent à des besoins que nous ne pouvons nous dispenser de satisfaire.

Ceux de la nature sont impérieux : la nourriture, le vêtement et l'abri sont indispensables à l'existence, mais ils peuvent être peu dispendieux.

Les besoins sociaux, tels que l'éducation, la délicatesse des mets, le luxe des vêtements, la somptuosité de l'habitation, la distinction des amusements, peuvent être modifiés selon le rang, la fortune et le degré de raison des individus.

La modération, sous ces rapports, consiste à observer les convenances de sa position sociale, et à ne pas vouloir les dépasser avant d'avoir, par son travail, conquis une position plus élevée.

Il est bien, sans doute, d'aspirer à l'amélioration de son sort; il est permis de chercher à se distinguer dans sa profession, à s'élever dans l'estime publique, à s'enrichir même par son travail; mais il ne faut pas éder aux désirs de l'ambition, car dans cette voie on s'arrête difficilement, et les déceptions sont nombreuses et cruelles.

Dans la jeunesse, avec l'instruction que comporte la classe où l'on se trouve, on veut ardemment jouir du bonheur, et, pour se le procurer, tout paraît possible; on prétend à tout, on croit pouvoir tout acquérir : talents, fortune, honneurs, etc. On le croit, parce que l'on ignore encore ce que l'expérience seule peut enseigner, c'est-à-dire que nul ne peut tout savoir, tout faire, et surtout tout posséder; qu'il y a dans le monde des situations fort diverses et qu'il est sage de se tenir dans celle où l'on se trouve en travaillant seulement à l'améliorer, parce que chacun ayant les mêmes prétentions au premier rang, et les places étant peu nombreuses et prises par des personnes qui s'y trouvent bien, il faut attendre qu'il y ait des vacances, ou se contenter de sa position.

Si l'on agit autrement, si l'on déplace, si l'on dépossède plus ou moins illicitement les occupants, on se fait des ennemis très-dangereux et par conséquent une vie tourmentée et pleine de soucis, au lieu de la vie agréable et heureuse à laquelle on prétendait.

Tous ceux qui peuvent pourvoir modestement (selon leur rang) à leurs besoins et à ceux de leur famille, devraient être garantis d'ambition et surtout d'envie, en voyant tous les jours les déboires et le dégoût que causent les jouissances du luxe, de la propriété, des emplois, des honneurs, etc., choses qui ne plaisent réellement que dans le premier moment de la possession et déplaisent bientôt après. Ils devraient reconnaître que ces riches, tant enviés par les pauvres, n'ont pas autant de plaisir qu'on le suppose. En effet, les bons mets ne les flattent plus, ils en sont las; les spectacles, les concerts, les fêtes les ennuient au bout de six mois de fréquentation habituelle; les promenades en voiture les fatiguent et les énervent; ils portent partout l'ennui et la satiété qui les accablent, aux eaux, en Italie, en Suisse, etc., où ils courent dans l'espoir de se distraire. Avec plusieurs domestiques ils sont moins bien servis que ceux qui n'en ont qu'un, ou qui se servent eux-mêmes. Les grandes maisons de campagnes sont onéreuses, elles sont peu habitées par ceux qui les possèdent; les promeneurs qui les visitent en jouissent plus que les propriétaires. Les maisons des villes causent mille tracas.

Au lieu de se livrer aux soucis de l'ambition et surtout à l'envie, poison qui ronge le cœur et pervertit l'esprit, qui mène quelquefois au crime et toujours au malheur, il vaut mieux, dès que l'on a suffisamment pour vivre et pour faire vivre simplement sa famille suivant le rang que l'on occupe, ne plus chercher à augmenter sa fortune; ou si on l'augmente encore par son travail ou son économie, répandre l'excédant sur ceux qui manquent du nécessaire, comme le *Bonhomme* de la fable de Florian, afin d'éviter les fâcheux inconvénients des trop grandes richesses.

Croyons Lafontaine : il nous dit dans son charmant conte de *Philémon et Baucis.*

Ni l'or ni la grandeur ne nous rendent heureux ;
Ces deux divinités n'accordent à nos vœux
Que des biens peu certains, qu'un plaisir peu tranquille ;
Des soucis dévorants c'est l'éternel asile.

DU MARIAGE.

L'Ecriture-Sainte nous apprend qu'après avoir créé l'homme, Dieu dit : ***Il n'est pas bon que l'homme soit seul***; qu'alors il lui donna une compagne, et dit à ce premier couple, sorti de ses mains : ***Allez, croissez et multipliez.***

Le célibat étant manifestement contraire à la volonté de Dieu, chaque homme devrait se choisir une compagne.

Mais, suivant les temps et les lieux, les différents peuples répandus sur la terre ont plus ou moins obéi à cette volonté suprême.

Quelques-uns honorent le célibat comme un état de perfection; d'autres permettent la polygamie; les plus sages n'accordent qu'une femme à chaque homme, mais il y en a qui permettent le divorce et d'autres qui le défendent. C'est ce qui a lieu en France.

Or, puisque l'union conjugale y est indissoluble, il faut, pour qu'elle soit heureuse pendant toute sa durée, que, comme le dit une vieille chanson :

> L'amour, l'estime et l'amitié
> Soient les compagnons du voyage.

L'amour naît de la sympathie phisique ;

L'estime des qualités morales;

L'amitié, de la convenance, des caractères, des goûts, etc.

Il ne faut donc s'unir qu'à une personne qui partage la sympathie que l'on éprouve pour elle, qui possède les vertus morales qui font la sécurité des unions, et qui ait les goûts, les désirs, les opinions, etc., que l'on a soi-même.

Sans ces conditions, les unions ne peuvent être heureuses : les deux parties souffrent, et le désordre vient bientôt faire un supplice du lien qui devait assurer leur bonheur.

Cela se voit malheureusement tous les jours ; car, dans ce temps de progrès où l'on perfectionne tout, où l'on ouvre des concours pour l'amélioration de tous les animaux sur lesquels on spécule, dans ce temps où l'on prend les plus minutieuses informations sur l'origine, l'âge, la santé des bêtes reproductrices, où on les accouple, enfin, avec tant de sollicitude, que fait pour se propager l'espèce soi-disant humaine et raisonnable?....

A très-peu d'exceptions près, on unit les individus ou ils s'unissent eux-mêmes, sans avoir égard à l'âge, à la santé, au caractère, aux goûts, aux mœurs, enfin à tout ce qui est nécessaire pour que les unions produisent de bons résultats, tant physiques que moraux et intellectuels.

On pense à bien d'autres choses, vraiment ! Le futur ne pense qu'au plaisir et à l'aise que sa femme et la dot qu'elle apporte, ou son travail lui procureront ; la fiancée pense d'abord à la grande affaire de sa toilette de noce, à la cérémonie nuptiale et au bal où elle brillera ; puis à la liberté, à l'importance, à la considération, à l'autorité que le mariage lui donnera ; la plupart des parents ne s'occupent que du bonheur d'être affranchis de la surveillance qu'ils exerçaient sur leurs filles. Pourquoi, d'ailleurs, disent-ils, s'enquérir de la santé, des goûts, des caractères des futurs? Puisqu'ils veulent se marier, cela prouve assez qu'ils se portent bien; s'ils sont malades, le mariage les guérira; s'ils diffèrent de caractère et de goût, eh bien! ils se querelleront, cela les distraira, ils éviteront ainsi l'ennui et s'en aimeront davantage.

On s'excuse ensuite sérieusement en arguant 1° de la difficulté de trouver des sujets à étudier, à apprécier, à choisir, enfin, dans l'un et l'autre sexe; 2° de la nécessité habituelle d'un prompt mariage pour la tenue d'une maison, ou d'un établissement.

Cette excuse n'est malheureusement que trop recevable dans nos usages actuels; et l'action la plus grave de la vie par ses conséquences se fait presque toujours sans aucune prévoyance de l'avenir.

O vous qui désirez être heureux en ménage, n'imitez pas cette conduite imprudente : choisissez soigneusement l'être avec lequel vous devez parcourir jusqu'au bout le chemin de la vie.

N'oubliez jamais que l'institution du mariage a pour but, indépendamment de la naissance et de l'éducation des enfants, la tranquillité, la joie, le bonheur des époux, par le plaisir et l'aide qu'ils doivent se procurer mutuellement, et que, pour atteindre ce but, la similitude de l'éducation, des sentiments et des goûts entre les individus, vaut mieux que celle des fortunes.

N'oubliez pas non plus que le goût et la pratique de l'occupation habituelle sont une garantie du bonheur, parce que les oisifs s'ennuient, et que l'ennui rend triste, maussade, tracassier, méchant même; qu'il cause les dérèglements de la conduite, les dissipations de la fortune, etc., tandis que les personnes qui s'occupent sont ordinairement douces, patientes, attachées à leurs devoirs et presque toujours d'humeur agréable; toutes choses fort importantes pour la paix, la prospérité, le bonheur des ménages.

N'oubliez pas enfin que les jeunes filles ne renoncent à leur indépendance, ne se décident à se marier que parce qu'elles sentent qu'il leur manque quelque chose, c'est-à-dire d'être aimées et protégées par un homme dont elles feront le bonheur, en répondant à sa tendresse.

Si, après le mariage, ce quelque chose leur manque encore, elles se trouvent plus malheureuses qu'auparavant; elles deviennent tristes, impatientes, acariâtres, jalouses, etc... Est-ce leur faute?... Non, c'est bien certainement celle des maris qui, au mépris des obligations qu'ils ont contractées en se mariant, s'éloignent de leurs femmes, les négligent, les trompent, etc., et leur font haïr le lien qui devait assurer leur félicité par des témoignages constants et mutuels de confiance, d'amitié et de sollicitude (1).

Le bonheur dans le mariage exige des soins, des

(1) Le goût et la fréquentation habituelle des spectacles, des cafés, des restaurants, etc., nuit plus qu'on ne pense, dans ce temps, au bien-être et à la paix des ménages.

Il détermine à la dépense beaucoup d'époux qui ont besoin d'économiser pour satisfaire à leurs besoins.

Il sépare souvent les maris de leurs femmes et les expose mutuellement à des besoins, à des faiblesses, à des désordres qui amènent la rupture des liens de famille.

On ne tient pas assez compte de cela aujourd'hui. Les époux se plaignent l'un de l'autre!... il vaudrait bien mieux qu'ils vécussent habituellement chez eux, où la vie serait moins chère, et égards, de la patience, des concessions, de l'abnégation même, des deux parties, indépendamment de la confiance (1) et de la fidélité qui doivent toujours y tenir le premier rang.

Si, avant de s'unir, les deux parties ne se sentent pas la force nécessaire pour remplir les obligations que le mariage impose, il vaut beaucoup mieux qu'elles gardent le célibat que de contracter un lien qui les rendrait malheureux pour toujours.

La sainteté du mariage est très-souvent, en France, l'objet des plaisanteries : les théâtres y représentent des maris trompés par leurs femmes. Cela semble autoriser les désordres ; mais on ne remarque pas assez que les auteurs cherchent seulement à empêcher les unions inconvenantes soit entre des vieillards et des jeunes filles qui ne peuvent avoir d'amour pour eux, soit entre des gens qui croient que la fortune suffit au bonheur et qui s'unissent sans se connaître, soit entre des personnes dont les conditions, l'éducation ou l'humeur trop différentes apportent de graves et continuels désagréments dans leur existence. Pour vivre

fréquentassent seulement leurs parents et leurs amis. Cela ne leu coûterait rien, et ils passeraient leur temps plus agréablement e plus sainement que dans des théâtres ou des cafés, où l'air est vicié, où l'on dépense souvent plus qu'il ne convient au bien-être du ménage, à l'entretien, à l'éducation des enfants, où, enfin, on fait des connaissances et des intimités parfois très-nuisibles à son repos et à sa considération.

(1) La confiance doit être entière entre les époux : ils ne doivent rien faire en cachette l'un de l'autre, parce que la cachotterie amène le mensonge, et que le mensonge fait naître la défiance, les soupçons, les querelles, la haine, le mépris, l'abandon, le malheur enfin, au lieu de la douce et heureuse paix d'un bon ménage.

tranquille, il faut éviter de se mettre au rang de ceux que l'on plaisante à juste titre.

Au lieu de reconnaître cette vérité, après s'être marié dans les plus mauvaises conditions, on prétend à un bonheur que l'on a rendu soi-même impossible. On s'étonne, on se fâche, on se désespère de son imprudence ; on y cherche des adoucissements ; mais, au lieu de calmer le mal, ils l'aggravent ordinairement, et le ménage devient un enfer.

Pour supporter patiemment les résultats de son imprudence, il faut fuir tous ceux qui sèment des soupçons dans les ménages et y provoquent des désordres ; puis ne jamais oublier ce que dit le poète;

> Toút au monde est mêlé d'amertume et de charmes,
> Ainsi que ses douceurs l'hymen a ses alarmes.

C'est le meilleur parti à prendre, puisque le lien fatal est indissoluble ; car la plainte, la punition des coupables, la séparation judiciaire même, mettent les époux dans une situation aussi désespérante que bizarre chez un peuple inconséquent qui rit des fautes et blâme les victimes.

D'ailleurs, la séparation jette les époux dans un célibat fictif qui les provoque à des unions illicites, aussi contraires à leur bonheur qu'à celui de leurs familles.

DE L'EMPLOI DES RICHESSES.

Nous entendons par richesse le superflu du nécessaire de chacun, suivant le rang qu'il occupe.

Le strict nécessaire de la vie matérielle pourrait être le même pour tous, mais les positious sociales amènent et exigent des différences.

Nous entendons donc par riche celui qui, après avoir pourvu, convenablement à son rang, aux besoins de sa nourriture, de son habillement, de son logement et de ses distractions, ainsi qu'à ceux de sa femme et de ses enfants, amplement et sans parcimonie, se trouve en possession d'un excédant plus ou moins considérable.

C'est de l'emploi de cet excédant qu'il s'agit ici. Au lieu de l'employer en faste dont on est bientôt las, si toutefois il n'a pas ruiné complétement avant d'avoir dégoûté, qu'en doit-on faire pour augmenter son bonheur? Si l'on a des parents pauvres, les en aider, mais de manière à leur faciliter les moyens de se pourvoir eux-mêmes, plus tard, par leur travail. Cette méthode vaut mieux que de les soutenir dans l'inertie par un secours annuel qui les dispenserait de travailler et auquel ils s'accoutumeraient très-volontiers.

Si l'on n'a pas de parents nécessiteux, il faut donner son superflu à des pauvres, mais soi-même, avec discernement et mesure (1), c'est-à-dire à des pauvres véritables et non mendiants, à des personnes entièrement dépourvues du nécessaire; et parmi celles-là, d'abord aux infirmes incapables de travailler; ensuite aux ouvriers sages qu'une maladie empêche de gagner leur vie et celle de leur famille; puis à ceux qu'une faible somme, offerte à titre de prêt gratuit, à long terme, mettrait à même de faire un petit commerce qui rapporte de quoi vivre et fait rentrer les fonds tous les jours.

(1) Il est sans doute très-pénible de voir de près le chagrin, la misère, la douleur; mais la certitude de leur soulagement procure un plaisir réel et laisse un long contentement dans le cœur.

Pour l'emploi de plus fortes sommes, la fondation, dans les villes, de petits établissements d'industrie manuelle, ou, dans les campagnes, de petites fermes de cinq à six arpents données à bail de dix-huit à vingt-sept ans, à de jeunes ménages pauvres, mais intelligents et probes auxquels on fournirait la maison, les instruments aratoires, quelques bêtes, et de quoi vivre pendant an an, sous condition de remboursement des avances en cinq années.

Enfin la mise en apprentissage de quelque enfant, la dotation d'une jeune fille, un secours à un jeune homme pauvre, mais studieux, pour l'achèvement de ses études, etc.

Cet emploi du superflu occuperait agréablement l'esprit, procurerait de douces jouissances, et par conséquent contribuerait au bonheur de ceux auxquels un autre emploi des richesses ne suffit pas toujours pour se le procurer.

DU BONHEUR, SUIVANT LES AGES ET LES POSITIONS.

DU BONHEUR DES JEUNES GENS.

La jeunesse est l'âge où la satisfaction des désirs importe le plus au bonheur; mais c'est aussi celui où cette satisfaction fait le malheur de la vie entière quand on s'y abandonne sans mesure.

L'étude et surtout le travail, les exercices un peu

rudes et les voyages sont les meilleurs moyens à employer pour modérer la fougue des passions funestes à cette époque.

Les jeunes gens ignorants et oisifs sont enclins à des actions répréhensibles, nuisibles à eux et aux autres : les riches, en méprisant les convenances sociales, en dépensant follement leur bien et souvent plus qu'ils ne possèdent; les pauvres, en employant des moyens illicites pour satisfaire leur désirs.

L'étude orne l'esprit, grandit les idées, élève les sentiments, met en garde contre les idées fausses ou dangereuses qui se répandent trop souvent dans le monde, et qui nuisent à ceux qui les adoptent. Le travail procure, indépendamment des moyens de pourvoir à ses dépenses, le grand avantage de tenir l'esprit et le corps en activité, et par conséquent de leur éviter l'engourdissement funeste qui amène l'ennui, père de tous les désordres.

Le respect de soi-même est aussi indispensable aux jeunes gens pour les garantir des liaisons honteuses et des atteintes au bien-être d'autrui, surtout à celui des jeunes personnes qui ne possèdent d'autre bien que leur sagesse. Cela est d'une grande importance, car il ne peut plus y avoir de bonheur pour celui qui a fait le malheur d'un autre; tôt ou tard le remords le déchire.

Etudiez donc, jeunes gens, éclairez votre esprit, exercez rudement votre corps, instruisez-vous des choses utiles et même des choses agréables pour vous et pour les autres; elles vous serviront tôt ou tard. Travaillez avec ardeur pour assurer votre existence présente et future; nul ne sait combien d'années le Ciel lui accordera, ni le sort qui lui est réservé.

Si vous n'avez pas besoin du prix de vos travaux, donnez-le à d'honnêtes nécessiteux. Si vous savez écrire ou peindre, souvenez-vous que ces arts sont des dons de la Divinité qui doivent être employés à l'amélioration et au bonheur des peuples. Quelle que soit votre position, respectez les lois et les usages de votre pays; respectez vos parents et ceux qui vous vous aiment; contribuez à leur bonheur autant que vous le pourrez.

En faisant des heureux, on l'est toujours soi-même...

Malgré les différences d'opinions que l'âge produit entre vous et vos vieux parents, suivez leurs conseils; ils sont le résultat de l'expérience; ils vous aideront à jouir doucement du bonheur possible sur cette terre en accomplissant les devoirs de fils, d'époux, de père affectueux, d'ami et de citoyen dévoué.

Ces devoirs sont imposés par la nature et par la patrie; ils sont sacrés pour tous les cœurs bien nés. Accomplissez-les donc dignement, et vous serez heureux, car vous serez aimés, estimés et honorés de tous.

DU BONHEUR DES JEUNES DEMOISELLES.

Le printemps de la vie, comme celui de l'année, a ses beaux jours, source d'espérances et de joie ; mais il a aussi, comme lui, ses tempêtes et ses désastres, suivis de longs regrets et de chagrins cruels. Beaucoup de jeunes personnes sont victimes de leur inexpérience à cette époque.

Essayons de les éclairer.

Soit qu'une jeune personne habite la campagne ou la ville ; qu'elle soit riche ou pauvre ; qu'elle soit laide ou belle, elle éprouve le besoin de plaire et d'être aimée.

Or, pour plaire et être aimée, il faut être aimable ;
Pour être aimable, il faut être gaie ;
Pour être gaie, il faut être contente ;
Pour être contente, il faut être heureuse ;
Pour être heureuse, il faut : ou se trouver bien comme l'on est, ou travailler avec prudence et courage à se procurer une situation meilleure.

On se trouve bien comme l'on est en regardant autour de soi celles qui sont plus mal sous les rapports de la beauté, de la santé, de l'esprit, des talents, de la fortune, de la société, des travaux, des plaisirs. On se perd en se comparant à de plus heureuses.

On améliore sa position par le travail, par l'économie, par les liaisons que l'on forme (si l'on est privé de ses parents), avec des personnes obligeantes, estimables et instruites qui aident de leurs conseils et de leur bourse dans les difficultés du travail ou dans celles de la vie.

Le plus difficile, c'est de savoir choisir les personnes avec lesquelles on peut se lier sans danger ; car les mauvaises connaissances donnent des conseils et des exemples qui pervertissent le cœur, qui empoisonnent la vie.

Indépendamment des gens de mauvaises mœurs

qu'une jeune personne bien née doit fuir soigneusement, elle doit encore éviter de se lier :

1° Avec les égoïstes, parce qu'ils n'aiment qu'eux, ne rendent jamais de services et exploitent ceux qui leur donnent leur confiance ;

2° Avec des désœuvrés, ils lui feraient perdre son temps et la pousseraient à des actions répréhensibles ;

3° Avec les flatteurs, ils la perdraient en vantant ses défauts ;

4° Avec les gens qui empruntent, ne rendent point, et vivent ainsi aux dépens d'autrui, au lieu de travailler ;

5° Avec les gens qui dénigrent tous ceux dont ils parlent, ils agiraient de même à son égard par habitude ;

6° Enfin avec ceux qui vont de maison en maison chercher et porter ce qui s'y fait, ce qui s'y dit.

Les rapports presque toujours inexacts de ces oisifs brouillent les familles les plus unies et les meilleurs amis.

En évitant les mauvaises sociétés, on évite les mauvais conseils et les mauvais exemples.

En se choisissant quelques amis intimes, on est éclairé par eux sur ses défauts et sur ses intérêts ; on améliore sa position, si elle est fâcheuse, et si elle est bonne, on apprend à l'apprécier, à s'en contenter ; par conséquent, on est heureuse : le sentiment du bonheur rend l'humeur gaie ; la gaîté rend aimable et fait aimer ; l'amitié unit les cœurs ; et quand ce doux sentiment anime deux personnes de sexes différents, d'âges, de goûts et de moyens assortis, l'amour naît bientôt et conduit à l'hymen, objet des vœux de toutes les demoiselles.

Ainsi tout s'enchaîne dans la voie du bien-être.

Mais, pour arriver sûrement et facilement à cet état si désirable, il est nécessaire que les jeunes demoiselles sachent bien ce que c'est que la vertu, dont on parle souvent sans en avoir une idée assez exacte pour la pratiquer.

Le mot *vertu* signifie force morale. La vertu est, pour les femmes comme pour les hommes, l'accomplissement, quelquefois très-pénible, des devoirs résultant de la position où l'on se trouve, et la résistance à la satisfaction des désirs déraisonnables; satisfaction qui nuirait à la vie physique, en altérant les forces du corps, ou à la vie morale en attaquant la réputation, le premier des biens en société.

On a évidemment un intérêt réel à remplir ses devoirs et à résister à ses mauvais penchants, car la punition ne tarde pas à amener le regret; mais cet intérêt étant éloigné, il émeut beaucoup moins vivement que les désirs qui sont actuels et pressants, et Lafontaine a eu raison de dire :

Nous ne croyons les maux que quand ils sont venus.

Dans les relations entre les deux sexes, les hommes vertueux sont ceux qui respectent l'objet de leur amour; les demoiselles vertueuses sont celles qui échappent à l'accomplissement des vœux de leurs amants, car elles n'ont ni la force physique, ni la force morale nécessaires pour résister à ceux qui ont su leur plaire.

Il est donc d'une grande importance, pour une jeune

personne, de bien choisir ses amis ; s'ils ne sont pas vertueux, elle en sera victime tôt ou tard ; entre amis de sexes différents, l'amitié devient bientôt de l'amour, et comme le dit l'Écriture :

L'esprit est fort, mais la chair est faible.

Fuyez donc, ô mes jeunes et douces amies, les dangers que votre candeur et votre inexpérience des choses de la vie vous feraient courir. Ne restez jamais seules avec ceux qui vous plaisent et qui ne vous aiment pas assez pour vous respecter. Fuyez ; à votre âge, on ne résiste point à l'amour... Mais ce dieu n'est à craindre que dans le tête-à-tête ; évitez-le, car le monde est impitoyable et injuste ; il punit sévèrement les faibleses et absout ceux qui les provoquent.

Si une jeune personne, qui n'a d'autres ressources que son travail, ne se marie pas, il est très-important pour elle de ne pas rester isolée. La vie en famille, si elle a ses parents, le travail à l'année dans une maison où elle serait nourrie et logée, ou la vie en commun avec d'autres ouvrières, paraissent ce qui convient le mieux pour elle ; car l'isolement ou les unions illicites lui sont toujours funestes ; l'un la prive d'une partie de ses facultés, lui fait négliger le soin de sa nourriture, ce qui altère sa santé et l'empêche de travailler autant qu'elle le pourrait ; l'autre détruit sa réputation, éloigne d'elle ses parents, ses amis, ses pratiques, et l'expose à de graves dangers dont les suites feraient son malheur.

Quelle que soit la condition d'une jeune personne, avant de penser sérieusement à se marier, il faut qu'elle soit bien persuadée que la recherche dispendieuse des parures est un très-mauvais moyen pour déterminer au mariage un jeune homme raisonnable, et que la simplicité, la propreté, la bonne façon des vêtements plaisent bien plus que leur richesse, qui inspire toujours des craintes pour l'avenir, même aux plus amoureux. Il faut encore qu'elle sache à l'avance que le mariage n'est pas exclusivement, comme beaucoup le croient, un état de plaisir, d'indépendance, d'autorité, et qu'il comporte aussi des obligations impérieuses, que le travail, le soin de la maison, du mari, des enfants, le bon emploi du revenu, sont les devoirs que la demoiselle contracte en se mariant, qu'elle ne peut y manquer sans être déconsidérée, et par conséquent très-malheureuse. Si elle ne se sent pas le courage de les remplir, il vaut beaucoup mieux qu'elle garde le célibat que de contracter un lien qui ferait deux malheureux, et cela, pour toute leur vie.

DU BONHEUR DE L'HOMME MARIÉ ET DU PÈRE DE FAMILLE.

Le bonheur de l'homme marié, du père de famille, se complète par celui de sa femme et de ses enfants. Pour se le procurer, il faut qu'il se mette par la pensée à la place de ceux dont le sort lui est confié ; qu'il emploie tout son temps, toutes ses facultés à pourvoir à leurs besoins matériels et intellectuels, à les préserver des maux qui les menacent, et à leur procurer le bien-être et les plaisirs qu'ils peuvent raisonnablement désirer en raison de leur position sociale.

Il exercera de bonne heure la raison de ses enfants ; il leur expliquera la nécessité dans laquelle ils sont de se laisser guider par leurs parents pour éviter les dangers que l'inexpérience de la vie leur ferait courir à chaque instant ; il leur fera bien comprendre, par des exemples, qu'il faut toujours traiter les autres comme on désire être traité soi-même ; que le mal amène la haine, et le bien l'amitié ; que le mensonge nuit toujours à celui qui le commet ; enfin que Dieu, qui voit tout, ne permet pas que les crimes et même les fautes graves restent jamais impunis, malgré les précautions prises par les coupables. Ces notions ne sauraient être données trop tôt ; gravées dans l'esprit, elles combattront la fougue des passions que l'âge et les circonstances amènent à leur suite.

Il devra encore inspirer à ses enfants le gout du travail, et leur procurer, dès le bas âge, des occupations qui leur plaisent ; beaucoup d'exercices surtout ; sans cela, point de sagesse, point de paix, point d'agrément dans la famille. Il n'aura qu'à consulter et seconder sa femme dans cette tâche difficile, qu'elle seule peut bien remplir, s'il la laisse, comme il le doit, gouverner ses enfants et l'intérieur de sa maison, condition essentielle sans laquelle il ne peut y avoir de bonheur pour une mère de famille.

Il est bien utile qu'il soit l'ami, le confident de ses enfants, de ses fils surtout, afin de pouvoir, avec l'aide de leur mère, les diriger dans le choix de leurs amis et dans celui de la profession la plus utile à leurs intérêts et la plus favorable à leur santé, suivant leurs facultés intellectuelles et leur tempérament, puis pour les guider dans le choix d'une compagne.

Enfin, par ses conseils, il doit prémunir ses enfants contre les lectures et les intimités dangereuses, contre les entraînements ou les erreurs de la jeunesse, qui feraient plus tard leur malheur dans la vie sociale.

C'est ainsi qu'il pourra être heureux en faisant le bonheur de ceux qu'il aime.

DU BONHEUR DE LA FEMME MARIÉE.

Le bonheur de la femme mariée est complexe.

Destinée par l'Eternel à l'accomplissement de la sainte mission de perpétuer la vie physique et d'adoucir la vie sociale des nations, la femme mariée, à la fois base et guide d'une nouvelle famille, supporte la plus rude part de l'existence.

Pour être heureuse, il ne lui suffit pas de jouir des éléments généraux du bonheur : il faut encore qu'elle possède le degré de liberté, d'autorité, de considération, etc., qui, dans la sphère où elle se trouve, l'honore à tous les yeux, et lui permet de se livrer sans entrave au gouvernement de sa maison.

Epouse, et non esclave, elle a besoin de la confiance, de la sollicitude et de la tendresse de son mari.

Ornement, lien et charme de la société, on lui doit des soins, des égards, du respect dans tous les lieux.

Etre doué de fibres plus flexibles, plus délicates que celles des hommes, exposée à plus de maladies, il lui faut des affections douces et tendres, des occupations, des travaux, des plaisirs proportionnés à sa complexion.

Plus accessible à la pitié, plus compatissante que les hommes aux douleurs et aux peines d'autrui, elle a besoin de pouvoir secourir ceux qui souffrent, de sa parole, de ses veilles et de sa bourse.

Un mari fidèle, confiant, exempt de vices, très-occupé, surtout; une conduite prudente, une humeur douce et une langue discrète, sont les conditions complémentaires du bonheur de la femme mariée qui connaît et remplit sa sainte mission.

Souveraine alors dans son intérieur, elle en fera la joie et la prospérité par sa bonne conduite.

Pauvre, elle aidera son mari par son travail; riche, elle le secondera par la bonne tenue de la maison; l'une ou l'autre, elle pratiquera l'ordre et l'économie relative sans lesquels il n'y a pas d'aisance possible, même pour les plus riches.

Jeune, belle et riche, ou privée de ces avantages, elle n'emploiera jamais avec son mari que la douceur, la patience, la raison, pour obtenir ce qu'elle désirera, parce qu'elle sait que les autres procédés font naître l'éloignement, l'aversion même qui désolent un si grand nombre de ménages.

Si le ciel lui accorde des enfants, pour assurer leur bien-être et augmenter le sien, elle les nourrira elle-même de son lait; elle leur donnera les premiers soins, et ne laissera pas à des mercenaires le plaisir si doux pour le cœur des bonnes mères, de leurs premières caresses, de leurs premiers mots, de leurs premiers pas. Directrice naturelle de leurs premières années, elle saura se défendre d'une fausse tendresse, à la mode dans ce temps, et au lieu de céder, d'obéir même à leurs désirs passagers, à leurs volontés capricieuses, elle se bornera à pourvoir avec sollicitude à tous leurs besoins réels; elle les habituera de bonne heure à la soumission envers leurs parents et leurs supérieurs, à l'aménité avec leurs égaux et leurs inférieurs; à l'accomplissement de leurs devoirs envers Dieu et le prochain; elle leur donnera les éléments de la lecture et des autres connaissances utiles à leur âge.

Elle enseignera elle-même à ses filles les travaux de leur sexe; elle les instruira de tous les soins à donner à leur personne, à leurs vêtements, à la maison et à ceux qui l'habitent. Elle se gardera bien de leur donner ou de leur laisser prendre, par faiblesse ou par ostentation, le goût des parures, du luxe, des superfluités au-dessus de leur fortune; car elle sait que si, plus tard, les moyens pécuniaires et l'austère raison manquaient à la fois, ce goût serait satisfait aux dépens de la sagesse de la fille, de la fidélité de la femme, de la considération de la mère de famille, et toujours aux dépens de l'économie, nécessaire à l'aisance, indispensable au bonheur des ménages.

Enfin, par ses sages conseils et par son exemple, elle préparera ses enfants à bien remplir leur place dans le monde, suivant leur rang, en se livrant assidûment aux travaux ou aux fonctions dont ils devront s'occuper.

Quand ses filles atteindront cet âge à la fois si charmant et si critique, où le cœur s'éveille, elle redoublera de soins pour elles.

C'est à ce moment que la santé, le caractère, la moralité s'établissent pour toujours.

Elle exercera donc leurs corps par des jeux actifs, par des promenades prolongées, par des travaux aussi rudes qu'elles pourront le supporter.

Elle prémunira en même temps leur esprit contre les mauvais livres, les mauvais conseils et contre l'inexpérience, la candeur de leur âge et l'empire des sens, par des conversations et des lectures propres à les éclairer sur la conduite à tenir avec les jeunes gens qui chercheraient à leur plaire. Cela est indispensable, malgré le préjugé.

C'est à cet âge aussi qu'il convient de leur faire bien connaître les phénomènes de la digestion et de la nutrition, et les principales règles de l'hygiène, dont l'observation contribue tant au maintien de la santé des jeunes personnes, et par conséquent au bonheur des familles.

En se conduisant ainsi avec ses enfants, elle assurera leur bien-être et sera payée de ses soins par leur respect, par leur tendresse et par leur confiance, choses indispensables aux mères pour pouvoir guider leurs enfants dans le choix de leurs lectures et de leurs intimités, et pour les éclairer sur la gravité du mariage, sur la nécessité des convenances d'âge, de tempérament, de caractère, de goût, d'éducation entre les époux, si l'on veut que les unions soient heureuses pendant toute leur durée.

Mais la femme mariée, la mère de famille qui réunira le plus grand nombre des éléments du bonheur en ce monde, ne sera pas encore entièrement exempte de soucis :

> Nul n'a vu tous ses jours filés d'or et de soie ;

rien n'est stable dans le monde : la nuit succède au jour, le froid à la chaleur, la maladie à la santé, la peine au plaisir, l'égarement à la sagesse; la femme instruite et raisonnable le sait : elle supportera sans trop s'affecter les contrariétés et les ennuis inséparables de la vie sociale, ou les maux qui attaquent si souvent la vie physique; elle sera indulgente pour les erreurs, pour les torts mêmes de son mari, de ses enfants, de ses proches, de ses amis, de ses subordonnés; elle se dévouera, au besoin, au soulagement de leurs maux.

Lorsque le temps éteindra dans son cœur les feux ardents de l'amour, elle saura y substituer une affection plus durable, plus expansive, la douce et tendre amitié, don du Ciel : elle aimera encore son mari comme son conseiller, son ami, son protecteur de tous les instants.

Dans les revers, dans les afflictions sans remède, elle comparera son sort à celui de plus malheureuses qu'elle; elle reconnaîtra qu'il n'est point de bonheur parfait sur cette terre de passage à un monde meilleur; et, comme Job, elle remerciera l'Eternel de ne l'avoir pas accablée de plus de maux.

A l'égard des femmes privées du bonheur, mais dignes d'en jouir, la donceur, la soumission, la gaieté calme, un peu de parure (suivant les moyens), de tendres agaceries dans les moments favorables, le soin de son mari, de ses enfants et de sa maison;

l'économie, le bon emploi du temps, et, par-dessus tout, la patience sans humeur apparente, sont les meilleurs procédés à employer pour prendre ou pour reconquérir la position qu'elles doivent occuper dans la société conjugale.

Pour celles que des torts graves privent du bonheur de régner sur le cœur de leur mari et de gouverner leur maison, le repentir sincère, aidé de l'intercession officieuse et éclairée d'un parent ou d'un ami, peut leur obtenir un pardon généreux, complet et durable, et rendre au bonheur un cœur autrefois égaré, mais purifié par les réflexions, par la douleur, par les larmes.

Le pardon, fils du Ciel, ramène à la vertu.

DU BONHEUR DES PERSONNES AGÉES DANS LE CÉLIBAT OU LE VEUVAGE

Les célibataires des deux sexes peuvent être heureux dans la société de quelques amis, joints aux soins affectueux d'une personne douce, aimante, dévouée, avec laquelle ils se sont avancés dans la vie.

Mais le temps et le destin inflexibles rompent souvent les liens du cœur ou des convenances : la mort impitoyable amène des séparations et des isolements cruels ; ceux-mêmes qui se sont unis par le mariage et ont eu des enfants, n'en sont pas toujours mieux préservés dans leur vieillesse que ceux qui n'ont pas cru devoir se marier.

Alors le bonheur des uns et des autres reçoit une rude atteinte; il s'évanouit même chez quelques-uns, car la plaie est profonde et difficile à cicatriser. Les larmes seules peuvent la faire supporter en l'adoucissant.

C'est dans ces moments de grande affliction qu'il faut s'aider des consolations que présentent la religion, la philosophie, l'étude, le travail, l'exercice, la société d'amis compatissants, consolations sans lesquelles on succomberait à la peine.

Il faut aussi chercher à remplacer, autant que possible, l'objet chéri que l'on a perdu. Il est sans doute très-difficile de le trouver aussi bon, aussi dévoué ; mais il est indispensable d'avoir près de soi un être aimant qui aide à parcourir jusqu'au bout le rude chemin de la vie. Toutes les conditions sociales peuvent se conformer à cette nécessité imposée par l'Eternel lui-même à notre espèce trop faible pour vivre isolée.

C'est par de bons procédés, des égards, de la douceur, de la générosité, que l'on peut encore, dans les derniers temps de la vie, s'assurer les soins affectueux de ceux que l'on a près de soi. C'est en contribuant à leur bien-être, autant qu'on le peut, qu'ils se dévoueront à l'accomplissement de la tâche pénible qu'ils auront acceptée.

Tous ceux qui ont l'esprit orné par l'étude, tous ceux qui possèdent un art, tous ceux dont la vie a été utile à leur famille ou à leurs concitoyens, ou qui ont fait de belles actions, ou soulagé des infortunes, tous ceux-là ont pour les soutenir dans leurs afflictions, le charme des heureux souvenirs, des souvenirs qui contribuent si puissamment à l'allégement des peines du cœur et de celles de l'esprit,

Travaillons donc, autant que nous le pouvons, à nous créer de douces consolations pour nos derniers moments.

DU BONHEUR DES PERSONNES QUI N'ONT D'AUTRE REVENU QUE LE PRIX DE LEUR TRAVAIL.

La santé, le temps et le travail, composent ensemble, pour ceux qui n'ont pas de fortune, un capital beaucoup plus productif qu'on ne pense. Quand il est bien employé et que le produit en est bien administré, il peut non seulement faire vivre, mais encore assurer l'avenir.

Pour cela, il suffit de se défendre contre les imprudences qui ruinent la santé, et contre les entraînements à des pertes de temps et à des dépenses exagérées ; car le corps, l'esprit et la bourse en seraient altérés; et le travail, père de l'aisance, sans laquelle il n'y a de bonheur ni pour soi, ni pour sa famille, serait impossible.

Pour être heureux sans fortune, il faut donc ménager sa santé, travailler le plus fructueusement possible, et ne pas dépenser tout à fait ce que l'on gagne, parce que le travail peut manquer ; on peut être malade, devenir infirme, ou atteindre l'âge où l'on ne peut plus travailler, et que dans ces circonstances il faut avoir de quoi satisfaire à ses besoins; sans cela, point de bonheur possible.

RÉSUMÉ.

En étudiant avec fruit, et en suivant toujours les prescriptions de l'hygiène, c'est-à-dire de la raison en ce qui conserve le corps, on ne jouira peut-être pas toujours d'une santé parfaite, mais on se garantira de beaucoup de maladies.

En conservant son bien ou en travaillant à en acquérir, on se préservera, on préservera sa famille, des atteintes et des angoisses de la misère.

En s'instruisant, par la lecture de bons et utiles ouvrages, qui éclairent et égaient l'esprit (1); en s'occupant habituellement, en variant ses occupations, on échappera à l'ennui, le plus triste et le plus cruel ennemi de l'espèce humaine.

En ne faisant de mal à personne, ou en réparant ses torts, en obligeant, en secourant suivant ses moyens ceux qui souffrent ou qui ont besoin d'être aidés, on sera aimé et estimé de tous.

En pensant souvent à la faiblesse habituelle, à l'inconstance, aux erreurs de l'esprit humain, on sera porté à l'indulgence et l'on évitera les querelles, les haines, les vengeances; on n'aura point d'ennemis dangereux, on l'on sera sûr d'être défendu au besoin.

En demandant, en suivant les avis d'amis éclairés, dans les circonstances difficiles, on sera éclairé sur ses intérêts et l'on évitera les erreurs préjudiciables.

(1) Les mauvaises lectures attristent et gâtent l'esprit comme les mauvais aliments détruisent la santé.

En remerciant Dieu tous les jours des biens qu'il nous a accordés et des maux dont il nous a préservés; en mettant sa confiance en lui dans les grandes afflictions, soit de revers de fortune, soit de pertes de ceux que l'on aimait, on les supportera plus patiemment, plus courageusement; on parviendra même à les surmonter et à recouvrer le calme de l'esprit en se comparant à de plus malheureux que soi.

Enfin, en conformant autant qu'on le pourra ses actions et ses paroles aux lois de la morale, c'est-à-dire aux commandements de Dieu; en agissant avec autrui comme on desire qu'il agisse avec soi, on n'évitera peut-être pas tous les tracas, tous les déboires de la vie sociale, mais on en diminuera certainement le nombre; l'on pourra jouir du bonheur possible dans cette vie et espérer d'obtenir celui qui attend le juste au-delà du tombeau.

FIN.

TABLE

DE LA SANTÉ ET DE SA CONSERVATION.

ESSAI SUR LE BONHEUR.

Paris. — Imp. de Pommeret et Moreau, 42, rue Vavin.

135

www.ingramcontent.com/pod-product-compliance
Ingram Content Group UK Ltd.
Pitfield, Milton Keynes, MK11 3LW, UK
UKHW020339250726
13967UKWH00005B/2014

9 782012 966444